Mohammad Yaqub Khan
Maryada Roy
Vikas Kumar Verma

Shivambu Kalpa - Uma nova terapia para a cura

Mohammad Yaqub Khan
Maryada Roy
Vikas Kumar Verma

Shivambu Kalpa - Uma nova terapia para a cura

ScienciaScripts

Imprint

Any brand names and product names mentioned in this book are subject to trademark, brand or patent protection and are trademarks or registered trademarks of their respective holders. The use of brand names, product names, common names, trade names, product descriptions etc. even without a particular marking in this work is in no way to be construed to mean that such names may be regarded as unrestricted in respect of trademark and brand protection legislation and could thus be used by anyone.

Cover image: www.ingimage.com

This book is a translation from the original published under ISBN 978-3-330-08465-0.

Publisher:
Sciencia Scripts
is a trademark of
Dodo Books Indian Ocean Ltd. and OmniScriptum S.R.L publishing group

120 High Road, East Finchley, London, N2 9ED, United Kingdom
Str. Armeneasca 28/1, office 1, Chisinau MD-2012, Republic of Moldova, Europe
Printed at: see last page
ISBN: 978-620-7-27966-1

Copyright © Mohammad Yaqub Khan, Maryada Roy, Vikas Kumar Verma
Copyright © 2024 Dodo Books Indian Ocean Ltd. and OmniScriptum S.R.L publishing group

Conteúdo

1. Introdução

Pode pensar que quando se trata de terapias alternativas de saúde - já ouviu tudo. Mas há uma terapia natural da qual provavelmente nunca ouviu falar - apesar de ser uma das curas naturais mais poderosas, mais investigadas e mais medicamente comprovadas alguma vez descobertas. Não importa o quão difícil possa ser para si, o facto é que saber a verdade sobre esta incrível substância natural será um dos factos de saúde mais cruciais que alguma vez aprenderá. E uma das coisas mais notáveis sobre esta incomparável terapia natural é que a comunidade médica já está ciente da sua espantosa eficácia há décadas e, no entanto, nenhum de nós foi informado sobre ela. Porquê? Talvez pensem que é demasiado controversa. Ou talvez, mais exatamente, não houvesse qualquer recompensa monetária para contar às pessoas o que os cientistas sabem sobre um dos mais extraordinários elementos naturais de cura do mundo. Mas independentemente da razão pela qual a classe médica optou por manter em segredo esta informação inestimável, é altura de todos os homens, mulheres e crianças serem informados sobre a única ferramenta de saúde no mundo que está sempre disponível para todos e nunca está fora de alcance - física ou financeiramente. Por isso, quero que se recoste, abra a sua mente e prepare-se para ouvir os incríveis factos médicos sobre a urina humana - os factos que vão mudar a sua vida.

A urinoterapia não é algo de novo, mas sim um método comprovado pelo tempo de um sistema totalmente sem drogas para curar e tratar uma série de doenças que tem continuado de geração em geração. Em todas as civilizações, as pessoas conheceram as propriedades semelhantes ao néctar da urina. Existem numerosas referências à urina como uma dádiva de saúde celestial e poderes super normais nos livros "Yogic e Tantric".

A urina contém os compostos químicos que são muito essenciais para o crescimento e manutenção da saúde do corpo humano. De facto, é o melhor tónico natural disponível no mundo. Existem alguns sais voláteis na urina, que são altamente benéficos. Estes sais absorvem poderosamente os ácidos e erradicam a maioria das doenças do corpo humano e, como resultado, muitos problemas do corpo são curados desde a sua origem.

A urina é o melhor remédio para todas as doenças externas e internas do corpo. Destrói o veneno e os vermes dos intestinos. Dá nova vida, purifica o sangue e elimina problemas de pele. Destrói as doenças dos olhos, fortalece o corpo, melhora a digestão e destrói a tosse e as constipações. A urina repara e reconstrói todos os órgãos vitais, incluindo os pulmões, o pâncreas, o fígado, o cérebro, o coração, etc. A urina também é eficaz nos problemas dentários e outros problemas orais. A urina é o melhor tónico natural. Ao beber urina, as doenças dos rins, do fígado e da bílis, a hidropisia, a paragem dos seios nasais, a iterícia, a peste e outras febres venenosas são curadas. Aplicada externamente, limpa a pele e cura a caspa e é excelente contra os tremores, a dormência e a paralisia. Aplicando urina no corpo, as doenças mais complexas da pele são totalmente curadas e a pele torna-se clara e macia.

A URINOTERAPIA É O MELHOR REMÉDIO PARA TODOS OS PROBLEMAS DE "A A Z", DESDE A CONSTIPAÇÃO COMUM AO CANCRO

2. Referência Antiga

O próprio SENHOR SHIVA narrou os **"Benefícios da Terapia da Urina"** à MÃE PARVATI, o que foi referido no antigo livro **"DAMMAR TANTRA"** nos Vedas. Nos livros antigos e nos VEDAS a urina é referida como "SHIVAMBU" (Auto Urina) que significa Água de SHIVA.

A terapia da urina é um método antigo de tratamento. A poderosa prática de cura "AUTO-URINE THERAPY" foi referida em "SHIVAMBU KALPA VIDHI", parte de um documento com 5000 anos chamado DAMAR TANTRA, que liga esta prática aos VEDAS, os textos sagrados hindus. A urinoterapia também é referida em quase todos os volumes do AYURVEDA e num dos volumes BHAVPRAKASHA. A urina é designada como "VISHAGHNA", que mata todos os venenos, "RASAYANA", que pode rejuvenescer até mesmo uma pessoa idosa, e "RAKTAPAMAHARAM", que purifica o sangue e cura todas as doenças de pele.

Na cultura do TANTRIK Yoga esta prática é designada por "AMROLI". AMROLI vem da raiz da palavra "AMAR". Eles chamavam "SHIVAMBU" de Líquido Sagrado. Segundo eles, a urina é mais nutritiva do que o leite, pois não só se beneficia fisicamente com a prática, como também se avança espiritualmente, pois é um elixir para o corpo, a mente e o espírito. Deus deu-nos esta preciosa dádiva (urina) logo desde o nosso nascimento.

2.1 Citações antigas

O provérbio 5: 15 também foi referido na Bíblia Sagrada: - "Bebe água da cisterna do teu próprio filho".

"A alma cósmica conhece a sua necessidade e toma para si aquilo que lhe pertence."

"A urina automática é o néctar divino" - Senhor Shiva - (Do Dammar Tanta)

Solução:-

"O teu remédio está em ti, e tu não o observas."

A sua doença vem de si próprio, mas não a regista.

- HAZRAT ALI -

3. História da terapia com urina

A terapia com urina existe há muito tempo. A utilização medicinal da urina remonta às civilizações mais antigas. É frequentemente referida como o medicamento mais antigo do mundo. Tem sido conhecida por todas as gerações, mas de alguma forma caiu no esquecimento. No entanto, o uso da urina como medicamento, de uma forma ou de outra, ainda pode ser encontrado nas tradições médicas de tribos que ainda estão em contacto próximo com a natureza. Na Índia, os iogues e os grandes mestres espirituais conhecem bem os milagres deste líquido "sagrado". Tanto é assim que tem uma história extremamente longa e envolvente na Índia, que remonta a mais de 5000 anos.

A urina humana tem sido considerada um agente de cura em muitas culturas asiáticas durante séculos. Tem desempenhado um papel importante nas tradições médicas holísticas das sociedades de todo o mundo. É uma tradição antiga, especialmente na doença, embora muitas pessoas com boa saúde a pratiquem para a manutenção preventiva da saúde. Ironicamente, foi mantida em segredo pelos "curandeiros" para que só eles pudessem ter acesso a esta "fonte da juventude".

A Fundação Água da Vida na Índia e a Associação Chinesa de

A Urine Therapy tem vindo a promover a urinoterapia há muitos anos. Continua a desempenhar um papel importante em alguns tratamentos médicos na Alemanha, no Japão e tem vindo a ganhar popularidade nos Estados Unidos. Na Alemanha, os tratamentos com urina têm sido utilizados desde a época medieval contra todo o tipo de doenças. No Japão, a terapia com urina é conhecida há setecentos anos e ainda hoje é habitualmente prescrita contra a asma, a diabetes, a hipertensão e, a título experimental, contra a SIDA e o cancro.

A urinoterapia tem também raízes históricas no antigo Egipto, na Grécia, em Roma, no império Azteca e desde a Idade Média na Europa. A história da ingestão de urina para fins terapêuticos remonta ao Sacro Império Romano-Germânico, quando grandes urinóis eram erguidos nas praças públicas de cada cidade-estado para que os residentes contribuíssem e beneficiassem deles. Durante centenas de anos, muitas culturas europeias, incluindo a Rússia, utilizaram a urina para tratar uma grande variedade de problemas de saúde. O antigo texto indiano de Shivambu Kalpa Vidhi chama-lhe o néctar divino que é capaz de abolir vários tipos de doenças e afecções.

No Antigo Testamento da Bíblia, há uma referência simbólica: "Beba água da sua própria cisterna" (Provérbios 5). Durante séculos, os ciganos europeus conheceram os poderes curativos da urina. Foi relatado que os Lamas do Tibete atingem idades mais avançadas bebendo a sua própria urina. Há mais de 500 anos, os índios nativos do hemisfério ocidental tinham conhecimento desta terapia. Tanto assim é que os nativos do México, Argentina, Peru e Chile continuam a consumi-la para doenças e a utilizá-la como antissético para tratar feridas.

O primeiro sabão foi, talvez, a urina. Em Inglaterra, França e provavelmente noutros países, o costume de lavar as mãos na urina pelas suas propriedades suavizantes e embelezadoras ainda existe entre as senhoras. A urina também tem sido utilizada para lavar os dentes, lavar a roupa e na preparação de cosméticos, cremes e até medicamentos.

O número de utilizações é impressionante, assim como o número de seguidores. De acordo com a agência de notícias Xinhua, mais de três milhões de chineses bebem urina para se manterem saudáveis. Na Índia, no estado de Gujarat, há cerca de 300.000 utilizadores de terapia de urina e na cidade de Bombaim cerca de 30.000 são utilizadores activos. A Alemanha, a Coreia e o Japão têm um número considerável de cidadãos que praticam a urinoterapia. Também está a crescer no Ocidente.

Em 2009, realizou-se o 5º Congresso Mundial de Uroterapia em Guadalajara, no México, onde defensores de todo o mundo se reuniram para partilhar as suas experiências. O próximo Congresso Mundial está agendado para Sydney, Austrália, em 2013. É apenas uma questão de tempo até que surja como um remédio caseiro natural para pessoas que querem uma forma rápida, eficiente e económica de cuidar da sua saúde.

4. Começar a trabalhar

A ideia de beber a sua urina pode ofender a sensibilidade de alguns

ocidentais. Esta repulsa inicial baseia-se normalmente em conceitos que

assentam

na ignorância ou no medo. O conceito antigo que prevalece na nossa

sociedade

é que a urina é venenosa ou um excremento sujo do corpo. Mas esta falácia

foi provada

errada pelos cientistas com base em investigações e

experiências bem

sucedidas

efectuadas com urina humana. A segunda dificuldade deve-se

ao mau cheiro e ao sabor desagradável. Isto pode ser ultrapassado

comendo alimentos simples ou simplesmente misturando-a com água. Além

disso, quando a

dor dos nossos problemas físicos se torna mais forte do que os nossos

conceitos ou medos, a aceitação da terapia com urina acontece naturalmente.

Por outras palavras, a maioria das pessoas experimenta a urinoterapia como

último recurso para ultrapassar a sua dor e doença.

Existem algumas formas simples de ultrapassar os sentimentos de aversão a beber a sua própria "água". Comece com algumas gotas, beba-a com gelo com o seu sumo preferido ou beba-a simplesmente com água. Comece por tomar uma pequena quantidade e depois aumente gradualmente. Alguns fazem uma preparação homeopática que não tem sabor nem cor com apenas algumas gotas. Muitos tomam-no uma vez de manhã, outros tomam-no com mais frequência, dependendo novamente do seu gosto pessoal. A dose mais comum recomendada é de 2 a 4 onças de urina fresca, uma vez por dia, de manhã, como tónico para manter a saúde e como prevenção contra doenças.

Aqueles que o bebem regularmente dizem que o sabor é suave e nada desagradável - um pouco salgado, como um caldo ou água do mar. O sabor depende da sua constituição e da sua alimentação diária. Tudo o que come e bebe tem um efeito na sua urina. Quanto melhores forem os seus hábitos alimentares, melhor será o seu sabor. Se estiver a seguir uma dieta vegetariana, quase não terá um sabor desagradável. Se comer comida picante ou rápida, notará que tem um sabor mais forte ou um pouco amargo. Beber a sua própria urina faz-nos pensar seriamente sobre o que comemos. Uma mudança nos hábitos alimentares desempenha um papel importante no processo de cura. O sabor é mais agradável com frutos e legumes e menos com alimentos doces, ricos em amido ou picantes.

Sempre que der um salto de fé, prepare-se, pois o processo de cura pode começar. Dependendo da toxicidade da doença, o corpo começa a purificar-se. No período de desintoxicação, são libertadas as substâncias venenosas que estiveram armazenadas no corpo durante anos. O corpo pode começar a combater certos vírus aumentando a temperatura e provocando febre. Ao estimular os poderes naturais do corpo, dá-se uma verdadeira cura. A urina contém anticorpos e factores de estimulação imunitária contra todos os vírus, bactérias nocivas e fungos. A urina é especialmente eficaz contra alergias e outras perturbações do sistema imunitário. A auto-inoculação de urina é semelhante a quando uma vacina contra a gripe introduz um vírus no corpo para produzir anticorpos contra ele.

Durante a crise de cura, podem surgir sintomas como erupções cutâneas, suores, febre, diarreia, vómitos, dores de cabeça ou tosse. Depois disso, a maioria sente-se muito melhor em apenas algumas horas a alguns dias. A técnica e o processo podem sempre ser adaptados às preferências pessoais.

A urinoterapia consiste em duas partes: aplicação interna (por exemplo, beber urina) e aplicação externa (por exemplo, massajar com urina). Ambos os aspectos são importantes e complementam-se mutuamente. A forma mais fácil de começar é a aplicação externa. A urinoterapia tem capacidades curativas milagrosas no tratamento de feridas dolorosas e incapacitantes, cortes, feridas, picadas, picadas, bolhas e erupções cutâneas, especialmente as que se recusam a sarar. Para problemas de pele como gangrena, psoríase, eczema e dermatite, a compressa de urina funciona bem e pode até prevenir a formação de cicatrizes. Uma compressa de urina deve ser humedecida regularmente e renovada várias vezes ao dia. A terapia com urina oferece uma recuperação completa para queimaduras graves em vez de cicatrizes inestéticas, pele enrugada e membros rígidos. Armstrong insistia que as curas eram mais rápidas e mais eficazes naqueles que se massajavam com urina.

5. A terapia da urina é eficaz no tratamento de

Externo:

- Queimaduras solares

-Cortes, arranhões, feridas

-Queimaduras, erupções cutâneas, feridas

-Pé de atleta

-Eczema

-Gangrena

-Infecções

-Picadas de insectos

-Warts

-Veias varicosas

-Espinhas, acne

-Balidez

-Mordeduras de cobra

Interno:

- Cancro
- Diabetes

- Tensão arterial elevada

-Desequilíbrios hormonais

-Alergias

-Resfriados, tosse, febre, sintomas de gripe

-Conjuntivite

-Asma

-Herpes, doenças venéreas

-Jaundice, hepatite

-Mononucleose

-Doenças da próstata

-Reumatismo

-Impotência sexual

-Meningite

-Hepatite

-Tuberculose

-Doença de Parkinson

6. Dez efeitos da urinoterapia

Reabsorção e reutilização de nutrientes, Reabsorção de hormonas, Reabsorção de enzimas, Reabsorção de ureia, Efeito imunológico, Efeito bactericida e virucida, Terapia do sal, Efeito diurético, Teoria da transmutação, Efeito psicológico.

7. Substância encontrada na urina

Muitas pessoas têm a ideia errada de que a urina é um resíduo. Os resíduos são eliminados através da pele, dos pulmões e do sistema digestivo. Como se pode ver no diagrama acima, a urina é produzida diretamente pelos rins. A função dos rins é equilibrar e filtrar o sangue. Não é um subproduto do trabalho intestinal. É um líquido estéril e antissético que contém milhares de elementos. De facto, contém muitos elementos que sustentam a vida, como vitaminas, minerais, proteínas, enzimas, hormonas, anticorpos, aminoácidos e iões de centenas de compostos.

7.1 A maioria das pessoas não tem conhecimento dos elementos surpreendentes que se encontram na urina:

1. Aglutininas e precipitinas - têm um efeito neutralizante sobre a poliomielite e outros vírus

2. Antineoplaston - impede seletivamente o crescimento de células cancerígenas sem prejudicar o crescimento de células saudáveis.

3. Allontoin - uma substância cristalina azotada que ajuda a cicatrizar feridas. É um produto de oxidação do ácido úrico. Esta substância pode ser encontrada em muitos produtos de creme para a pele.

4. DHEA - Esta substância previne a obesidade, prolonga o tempo de vida dos animais e oferece um possível tratamento para a anemia, diabetes e cancro da mama nas mulheres. A DHEA estimula o crescimento da medula óssea e aumenta a produção de substâncias fabricadas pela medula óssea, como glóbulos vermelhos, monócitos, macrófagos e linfócitos.

5. Depressores da secreção gástrica - combatem o desenvolvimento de úlceras gástricas.

6. Ácido glucurónico - é criado nos rins, no fígado e no canal intestinal e tem uma importante função de secreção.

7. H-11 - inibe o crescimento de células cancerígenas e reduz os tumores já existentes, sem perturbar o processo de recuperação.

8. HUD (Human's Urine Derivative) - derivado da urina que demonstrou ter propriedades anti-cancerígenas notáveis.

9. Interleucina - 1 - esta substância tem uma influência positiva nas células auxiliares e nas substâncias inibidoras. Pode sinalizar o hipotálamo para produzir febre.

10. 3-metilglioxal - destrói as células cancerosas

11. Prostaglandina - uma substância hormonal que dilata os vasos sanguíneos e baixa a pressão arterial, relaxa os músculos dos brônquios, estimula as contracções do parto e várias outras funções relacionadas com o metabolismo.

12. Globulinas proteicas - contêm anticorpos contra alergénios específicos; idênticas às proteínas das imunoglobulinas do soro (sangue)

13. Proteses - produtos imunologicamente activos de reacções alérgicas

14. Retina - elemento anti-cancerígeno extraído da urina

15. Ácido úrico - ajuda a manter sob controlo os "radicais livres" (moléculas que podem causar cancro), combate o envelhecimento e tem mesmo um efeito tuberculostático

7.2 Substâncias inorgânicas na urina:

Bicarbonato, cloreto, fósforo, enxofre, brometo, fluoreto, iodeto, rodaneto, kalium, natrium, cálcio, magnésio, ferro, cobre, zinco, cobalto, selénio, arsénio, chumbo, mercúrio

7.3 Substâncias que contêm azoto na urina:

Azoto, ureia, creatina, creatinina, guanidina, colina, carnitina, piperidina, espermina, espermina, dopamina, adrenalina, nor-adrenalina, serotonina, triptamina, ácido amino-levulínico, porfirina, bilirrubina e outros.

7.4 Aminoácidos na urina:

Alanina, carnosina, glicina, histidina, leucina, lisina, metionina, fenilalanina, serina, tirosina, valina, hidroxiprolina, galactosil-hidroxilisina, xilo-silserina e outras.

7.5 Proteínas na urina:

Albumina, haptoglobina, transferência, IgG, IgA, IgM e outros

7.6 Enzimas na urina:

Lactatodesidrogenase, gama-glutamiltransferase, alfa-amilase, uropepsinogénio, lisozima, beta-N-acetilglucosaminidase, uroquinanase, protease e outras.

7.8 Hidratos de carbono na urina:

Arabibose, xilose, ribose, fucose, ramnose, cetopentose, glucose, galactose, manose, frutose, lactose, sacarose, fucosilglucose, rafinose e outras.

7.9 Vitaminas na urina:

Tiamina (B1) riboflavina (B2), vitamina B-6, ácido 4-piridoxico, vitamina b-12, biopterina, ácido ascórbico, zinco, magnésio, potássio, ácido fólico e outros.

7.10 Hormonas na urina:

Gonadotropina, coricotropina, prolactina, hormonas lactogénicas, oxitocina, vasopressina, tiroxina, catecolaminas (adrenalina, noradrenalina, dopamina), insulina, eritropoietina, corticosteróides (aldosterona, corticosterona, cortisona), testosterona, progesterona, estrogénios e outros.

8. Fundamentação subjacente à terapêutica com urina

O raciocínio subjacente à eficácia da Terapia da Urina baseia-se no conhecimento de que a urina contém numerosas substâncias que possuem propriedades terapêuticas, incluindo:

Anticorpos (cada pessoa produz um conjunto único de anticorpos específicos para esse indivíduo - estes anticorpos personalizados são excretados do corpo através da urina e a Urinoterapia tem como objetivo "reciclar" estes anticorpos).

Ureia (um composto de azoto que é um elemento vital no ciclo da ureia e que possui vários efeitos terapêuticos).

9. Alegados benefícios para a saúde da terapia da urina
9.1 Sistema digestivo

A Urine Therapy ajuda a prevenir as úlceras pépticas e também acelera a cicatrização das úlceras pépticas existentes (devido ao componente Urogastrona da urina): A urinoterapia ajuda a prevenir as úlceras duodenais e também acelera a cicatrização das úlceras duodenais existentes. A Urine Therapy ajuda a prevenir as úlceras gástricas e também acelera a cicatrização das úlceras duodenais existentes.

9.2 Sistema Excretor

A Urine Therapy está indicada para curar alguns casos de Cistite (quando a Cistite é causada pela proliferação de Eschericia coli). A Urine Therapy reduz os sintomas da Nefrite (aguda) e reduz a infeção subjacente que causa a Nefrite (aguda).

9.3 Sistema imunitário

Urine Therapy pode melhorar o estado dos doentes com Síndrome de Imunodeficiência Adquirida (SIDA). Existem vários relatos anedóticos de melhoria da contagem de linfócitos T em doentes com SIDA que utilizam a Urine Therapy oral. Sabe-se que a urina de doentes com SIDA contém anticorpos contra o vírus VIH (mas não o vírus VIH propriamente dito) que causa a SIDA e especula-se que a administração oral destes anticorpos contra o VIH através da Urine Therapy pode ser responsável pela eficácia da Urine Therapy em doentes com SIDA.

Os antineoplásicos também podem contribuir para os efeitos da Urine Therapy. A Urinoterapia pode ajudar a aliviar as Alergias (a Urina dos doentes com Alergias contém frequentemente Anticorpos específicos para as substâncias (Antigénios) às quais o doente com Alergias é alérgico). O componente ureia da urina dissolve as proteínas "estranhas" que formam muitos antigénios. A urinoterapia inibe/mata muitos tipos de bactérias prejudiciais (devido ao teor de ureia da urina), incluindo
- Mycobacterium tuberculosis

Urine Therapy pode inibir o crescimento das células malignas que ocorrem no cancro.

9. 3.1 Os tipos de cancro que responderam à terapia com urina incluem

- Cancro da mama

- Cancro do cólon

- Sarcoma de Kaposi

- Cancro do pulmão

- Linfomas

- Cancro da pele

- Cancro do estômago

- Cancro do útero

- Os componentes específicos da urina humana que se especula serem responsáveis pela eficácia da urinoterapia no tratamento do cancro incluem o derivado da urina humana (HUD), o H-11, a retina, os antineoplásicos e o ácido úrico

Ácido. A Urine Therapy reduz a febre (devido à presença de um inibidor da interleucina 1 na urina).

9. 3.2 A urinoterapia destrói alguns tipos de vírus (devido ao facto de o componente ureia da urina dissolver o componente proteico do Vírus):

9.1. A urinoterapia pode destruir o vírus Varicela-Zoster que causa a varicela.

9.2. A urinoterapia pode destruir o vírus do sarampo que causa o sarampo.

9.3. A terapia da urina pode destruir os vírus da poliomielite.

9.4.   Sistema nervoso

A urinoterapia alivia as enxaquecas.

9.5.   Sistema respiratório

A Urinoterapia alivia alguns casos de Asma.

A urinoterapia alivia alguns casos de febre dos fenos.

A urinoterapia é relatada para aliviar alguns casos de tuberculose.

A urinoterapia alivia alguns casos de tosse convulsa.

9.6.   Sistema Sexual - Masculino

A urinoterapia mata as bactérias prejudiciais que causam a prostatite (formas bacterianas).

9.7.   Pele

A urinoterapia alivia a urticária.

A urinoterapia (utilização da urina do próprio doente aplicada topicamente) alivia a tinha.

A urinoterapia ajuda a prevenir a infeção das feridas existentes (principalmente devido ao componente de ureia da urina).

9.8.   Limpa o sangue

A urina, por ser um subproduto do sangue, torna-se mais purificada quanto mais é reciclada. Por isso, os crentes dizem que a reciclagem contínua da nossa urina conduz a uma urina mais limpa, que conduz a um sangue mais limpo. Muitas pessoas consideram que isto contribui para um efeito de limpeza que também reforça o sistema imunitário.

9.9. Melhora a saúde do coração

A urina contém uma enzima chamada Urokinase, conhecida por fortalecer a corrente sanguínea que sai de certas artérias e músculos do coração. De facto, a uroquinase é utilizada sob a forma de medicamento e vendida como um dissolvente milagroso de coágulos sanguíneos para desbloquear as artérias coronárias. Mas para aqueles que procuram uma forma mais natural de proteger o seu coração, recorrem à terapia da urina, que pode ser eficaz na prevenção de ataques cardíacos e arteriosclerose.

9.10. Combate o cancro

A urina também contém ureia, que foi considerada um tratamento eficaz contra o cancro pelo Professor de Medicina Interna, Evangelos Danopoulos.

Estudos realizados nas décadas de 1970 e 1980 mostraram que o seu trabalho com a ureia ajudou a tratar pessoas que sofriam de cancro da mama, cancro do fígado e até mesmo certos cancros dos lábios e dos olhos. Em resumo, a ureia impede que as células cancerosas se agrupem, matando-as ao perturbar a sua atividade metabólica.

9.11. Cura a acne

As propriedades antibacterianas, antifúngicas e antivirais da ureia são há muito elogiadas pela sua capacidade de eliminar doenças de pele, incluindo o acne. De acordo com S.K. Sharma, autor de Miracles of Urine Therapy (link afiliado), massajar as áreas infectadas com urina até quatro vezes por dia irá "abolir a acne".

9.12.   Alivia as picadas

Os médicos naturopatas descobriram que o pH ácido da urina decompõe as toxinas colocadas na pele quando se é picado por uma abelha ou medusa. Muitas pessoas embebem uma esponja ou uma bola de algodão na sua urina e depois aplicam-na na pele para um alívio rápido e calmante.

10. O mito da toxicidade da urina

É frequente pensar-se que, pelo facto de a urina ser excretada do nosso corpo, é tóxica. Mas a sua decomposição mostra o contrário. É constituída por 95% de água e as restantes percentagens por ureia, minerais, vitaminas, insulina, sais, enzimas e hormonas. Por conseguinte, não é considerado um produto residual e não se acredita que seja tóxico.

11. Como o fazer

Muito brevemente, aqui estão duas formas principais sugeridas para efetuar a terapia de urina. Esta não é, de forma alguma, uma discussão completa sobre como utilizar a terapia, mas simplesmente uma introdução.

1) Utilizar a sua própria urina de forma homeopática.

Primeiro, recolha a urina a meio do jato num copo ou recipiente limpo. Deve ser uma recolha limpa, o que significa que a zona genital (importante sobretudo para as mulheres) foi previamente limpa. A 1/6 onça de água destilada num frasco esterilizado, adicione uma gota de urina fresca.

Tapar e agitar 50 vezes. Tomar uma gota desta mistura e adicionar a mais 1/6 onça de água destilada e agitar 50 vezes. Tomar uma gota desta mistura e adicionar a 1/6 oz. de vodka de 80 a 90 proof, que actua como conservante.

De hora a hora, colocar três gotas debaixo da língua até se verificar uma melhoria evidente ou uma exacerbação temporária dos sintomas. À medida que a melhoria progride, aumentar o intervalo entre tratamentos. Após 3 dias, suspender o tratamento para evitar forçar o sistema imunitário. O tratamento é retomado se o progresso permanecer estático

ou se ocorrer uma recaída.

2) Começar com gotas orais e aumentar a dose conforme necessário.

Utilizar diretamente gotas de urina fresca. Nalguns casos, as gotas sublinguais funcionam bem. (Deve utilizar sempre urina fresca imediatamente após a colheita. Não se deve ferver ou diluir a urina de forma alguma. Deve utilizá-la na sua forma natural)

Começar por tomar 1-5 gotas de urina de manhã no primeiro dia. No segundo dia, tomar 5-10 gotas de manhã. No terceiro dia, tomar 510 gotas de manhã e a mesma quantidade à noite, antes de se deitar.

Quando se sentir habituado à terapia, aumente gradualmente a quantidade necessária para obter resultados para a sua condição. À medida que for utilizando a terapia, aprenderá a ajustar a quantidade de que necessita, observando as suas reacções à terapia. Pode acontecer que chegue a beber uma ou duas onças de cada vez.

3.   Como iniciar a terapêutica com urina

•   Se quiser tentar beber ou utilizar a urina para curar doenças, pode seguir estes passos antes de começar.

•   Se tiver dúvidas quanto ao sabor da urina e se considerar que é um passo demasiado grande para a beber diretamente, tente esfregá-la primeiro na pele e veja o efeito

•   Antes de beber a urina, cheire-a e esfregue-a primeiro no nariz para se certificar do cheiro. As pessoas que costumavam beber urina disseram que o cheiro e o sabor da urina não são assim tão maus, o sabor é salgado e saboroso. Só precisa de ser habitual e ultrapassar o seu sentimento de repugnância.

•   Se não conseguir beber urina pura, pode começar com uma mistura de urina com sumo e bebê-la regularmente.

. A urina da manhã é rica em muitas substâncias vitais. Recolha o jato médio da sua própria urina que produz de manhã. Esta é a melhor urina para beber e é estéril para ser consumida. Não recolha a urina da última parte porque contém alguns sedimentos e não tem qualquer valor.

•   Pode beber um a vários copos por dia

•   A urina que é produzida uma hora depois de comer também é considerada a melhor, por isso, se quiser beber urina, espere pelo menos uma hora depois da refeição

- Evitar comer qualquer coisa nos 30 minutos seguintes à ingestão de urina
- Equilibre a sua urinoterapia com o consumo de frutas e legumes

Os benefícios para a saúde da terapia com urina para algumas doenças podem ser as melhores soluções para a sua saúde, mas deve consultar um especialista antes de o fazer.

12. Risco para a saúde de beber urina

As pessoas com hipertensão e com uma dieta pobre em sal devem considerar o consumo excessivo de urina, uma vez que esta contém sal. A ureia contida na urina tem um efeito tóxico, pelo que beber urina em excesso pode causar alguns problemas, o mesmo acontecendo com o arsénico que também pode estar contido na urina. Ainda não existem provas científicas que comprovem a importância e o efeito para a saúde de beber urina, mas algumas pessoas consideram que beber urina é apenas colocar mais tóxicos no organismo.

13.   Médico Utilize-o

Um médico na Rússia tratou muitas pessoas com terapia de urina para curar doenças. Alguns soldados ocidentais também acreditam que podem sobreviver no deserto bebendo a sua própria urina e esfregando-a na pele para prevenir doenças. A urinoterapia talvez tenha sido promovida desde que um homem no Cairo sobreviveu depois de ter ficado preso num terramoto durante três dias e bebeu a sua própria urina, quando foi evacuado, a equipa encontrou-o em excelentes condições de saúde.

Outra história também menciona que um atleta que se perdeu no deserto do Saara sobreviveu numa zona perigosa e seca bebendo a sua própria urina, uma vez que não tinha líquidos, e que ficou muito saudável depois disso. O primeiro-ministro indiano em 1978, Morarji desai, também declarou que era um dos praticantes da terapia da urina e sugeriu esta terapia à população indiana que não podia pagar um tratamento médico.

As pessoas que fizeram terapia de urina e que bebem urina consideram-na simplesmente como um produto do sangue, tal como o leite produzido por humanos ou animais. A cor da urina é igual à do vinho ou da cerveja e, quanto ao cheiro, alguns queijos cheiram ainda pior do que a urina, mas as pessoas continuam a gostar de os consumir. Talvez porque as pessoas não tenham qualquer ideia do sabor, pensarão mil vezes em beber a sua própria urina.

14.   Fase inicial de adaptação:

Prepare a mente, tomando a decisão de, pelo menos, tentar o processo e examinar as suas reacções, pensamentos e sentimentos. Quando se sentir mentalmente preparado para tentar a prática, recolha um pouco de urina fresca e comece por esfregar as mãos com ela. Sinta a sua textura, cheire-a e veja se ela pode realmente limpar a sua pele tão bem como algumas pessoas afirmam. Após cerca de cinco minutos, lave com água fria e sinta a pele para ver se a urina teve algum efeito. Não utilize sabão depois de esfregar.

A fase seguinte de ajustamento do corpo e da mente consiste em colocar uma gota na língua. O paladar e o olfato desempenham um papel importante na avaliação da sua natureza. Eventualmente, deves aumentar a quantidade que ingeres até conseguires beber um copo cheio de urina a meio do fluxo e sentires-te neutro no corpo e na mente. Nessa altura, estará pronto para iniciar programas mais avançados.

15. Quais são as alegações dos defensores da terapia da urina?

Os defensores da terapia com urina afirmam que até hoje, apesar do número incontável de experiências realizadas com a terapia com urina, não foi registado um único caso com efeitos desfavoráveis. De facto, afirmam que a urinoterapia pode ser um remédio para a poliomielite, raiva e tuberculose, SIDA, crescimentos e cancros, fadiga, anemia, todo o tipo de doenças urinárias, para a perda de peso, constipações e gripes, candida, diabetes, doenças cardíacas, problemas digestivos, problemas de próstata, artrite, glaucoma, reumatismo, cataratas, doenças venéreas, leucemia, paludismo, difteria, varicela, escarlatina, febre reumática, asma brônquica, orquite, doença de Bright, iterícia, escorbuto, hidropisia, queimaduras, erupções cutâneas, verrugas, incontinência urinária, problemas menstruais, doenças renais, colite mucosa, pioderreia, gangrena, etc.. De facto, a lista de doenças para as quais se diz que a urinoterapia é eficaz é de cerca de 175 doenças conhecidas, uma quantidade extraordinária para qualquer tipo de prática médica.

16.   Conclusão

A prática de utilizar a própria urina como medicamento e reforço do sistema imunitário é, sem dúvida, o remédio mais antigo do planeta. Atualmente, este conhecimento está disponível gratuitamente na Internet. A urina é medicinal, purificadora e nutritiva. A urina é anti-bacteriana, anti-fúngica e anti-viral. É o remédio perfeito para o restabelecimento da saúde e para a destruição de doenças. Não só é uma panaceia para toda e qualquer doença, como é gratuita e facilmente disponível. Pode prevenir infecções e, ao mesmo tempo, dar a uma pessoa idosa a vitalidade e o vigor da juventude. Algumas das doenças crónicas contra as quais é eficaz incluem o cancro, as doenças cardíacas, a insuficiência renal, a asma, a anemia, as doenças urinárias, as constipações, a cândida, a diabetes, os problemas digestivos, as alergias e a iterícia. Outros problemas como lesões, verrugas, psoríase, caroços e picadas são frequentemente curados em poucos dias de tratamento. A lista de doenças para as quais é eficaz é suficientemente longa para a considerar um remédio milagroso.

A medicina moderna não enfatiza a importância de conhecer remédios caseiros simples. A maioria dos consumidores acha que é melhor deixar o conhecimento do corpo nas mãos dos médicos, que "sabem muito mais do que nós". No entanto, os seus resultados nem sempre são fiáveis.

Estudos governamentais levantam agora sérias questões sobre as qualificações dos médicos, os seus diagnósticos errados, as cirurgias desnecessárias ou incompetentes, os erros de medicação e as elevadas taxas de infeção hospitalar. A maioria dos hospitais tem de recorrer a uma forte intervenção médica para aliviar os sintomas dos erros médicos que ocorrem diariamente. Em média, 1 em cada 7 doentes sofre danos causados pelos cuidados hospitalares.

Como resultado, cada vez mais pessoas estão a afastar-se da medicina convencional. A terapia com urina pode ser o medicamento do futuro para biliões de pessoas sem cuidados de saúde. A classe médica deve ajustar o seu sistema para que as medicinas alternativas, como a urinoterapia, possam ser integradas sem problemas. Este simples ajuste, por si só, poderia reduzir tremendamente os custos dos cuidados de saúde. As vantagens adicionais de não haver diagnóstico, de não haver efeitos secundários e de não haver custos tornam-na mais do que uma alternativa. A urinoterapia oferece a cada indivíduo o poder de lidar com qualquer crise de saúde de forma eficiente, eficaz e económica.

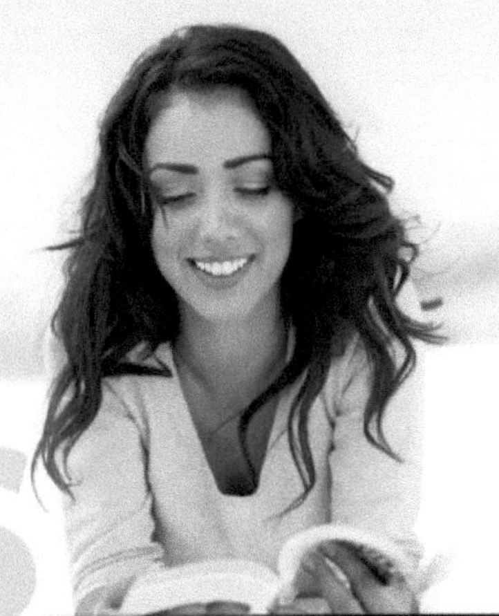

Buy your books fast and straightforward online - at one of world's fastest growing online book stores! Environmentally sound due to Print-on-Demand technologies.

Buy your books online at
www.morebooks.shop

Compre os seus livros mais rápido e diretamente na internet, em uma das livrarias on-line com o maior crescimento no mundo! Produção que protege o meio ambiente através das tecnologias de impressão sob demanda.

Compre os seus livros on-line em
www.morebooks.shop

info@omniscriptum.com
www.omniscriptum.com

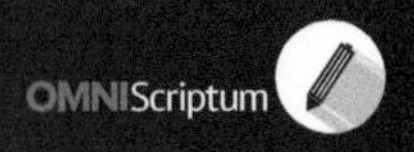

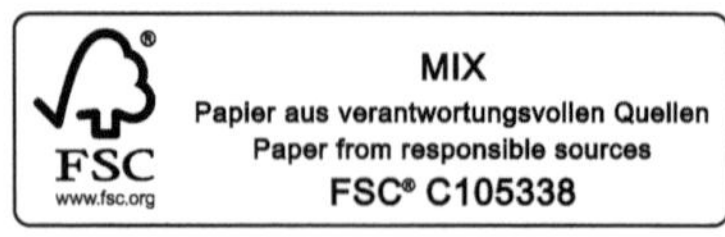

MIX
Papier aus verantwortungsvollen Quellen
Paper from responsible sources
FSC® C105338

Printed by Books on Demand GmbH, Norderstedt / Germany